Td $\frac{123}{5}$.

OBSERVATIONS

CHIMIQUES SUR LE CANCER,

OU

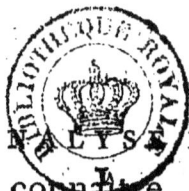

Analyse faite d'un Sein amputé, pour connaître la nature du vice cancéreux qui produit cette maladie ;

Par Pierre-Sébastien MONTAGNIER,

Pharmacien de l'école spéciale de Montpellier.

Si les Chimistes s'étaient livrés à une étude plus approfondie de la chimie animale, qui est la moins avancée de toutes, s'ils avaient fait des expériences exactes sur les parties amputées du cancer, pour chercher le principe vireux qui donne naissance à cette terrible maladie, et connaître la nature de ce principe délétère et l'action qu'il peut avoir sur les corps simples et composés, ils auraient trouvé un moyen propre à le neutraliser, en l'absorbant dans le sang ; car le principe que nous avons découvert dans un sein amputé, qui nous paraît celui qui produit cette maladie, a été également aussi trouvé dans le sang que nous avons analysé soigneusement, de la même personne à laquelle on a fait l'amputation. Ce principe est un fluide ammoniacal surchargé d'oxide d'azote, qui a la propriété de cautériser promptement la peau, ce qui sera démontré ci-après. Si les chimistes modernes s'en étaient occupés avec succès, ils auraient accéléré les progrès de la médecine. En faisant des expériences réitérées sur la même partie, nous sommes parvenus à neutraliser ce fluide ammoniacal. Nous pouvons le dire, nos recherches n'ont pas été infructueuses, et nos essais ont eu un succès bien flatteur. C'est ce qui nous enhardit à présenter avec plus de méthode, de précision et de clarté notre mémoire. Il intéressera sans doute les médecins et tous les praticiens qui se dévouent au soulagement de l'humanité souffrante.

On nous objectera peut-être que quoique nous soyons parvenus à neutraliser complétement le principe vireux qui produit le développement du cancer, il est impossible d'obtenir les mêmes résultats dans l'intérieur du corps humain en administrant aux malades les médicamens les plus convenables pour combattre cette maladie. On nous dira que les compositions et les décompositions ne pourront point s'opérer dans les vaisseaux sanguins, comme dans un matras ou dans une cornue.

Nous répondrons à cet égard, qu'un acide qui a beaucoup d'affinité pour une base salifiable, l'enlèvera à un corps composé pour former une nouvelle combinaison d'une nature différente, et l'acide qui était uni à la substance enlevée sera déplacé ou chassé de sa base par la prépondérance du premier acide. Si la décomposition n'est pas complète, il y aura toujours action ou pénétration réciproque et intime des deux corps composés qu'on mettrait en contact dans un vaisseau convenable, à froid ou à chaud, pour faciliter l'action de celui qui dominerait le plus dans l'opération; que le corps soit animé ou inanimé, il y aura toujours décomposition alternative.

Premier exemple. Supposons qu'un corps A soit un composé de muriate de barite, et qu'un second corps B soit un composé de sulfate de soude, et que ces deux substances liquides soient mêlées ensuite, à l'instant il y aura une double décomposition et une double combinaison. Dans cette opération chimique, l'acide sulfurique du corps B abandonnera la soude pour se combiner à la barite du corps A, et formera un sulfate de barite qui se précipitera comme insoluble. L'acide muriatique du corps A, qui était uni à la barite, se porte avec rapidité sur la soude du corps B, et forme de muriate de soude qui reste dissous dans la liqueur. On filtre, le sulfate de barite reste sur le filtre; ensuite on fait rapprocher le liquide, on le met à cristalliser, et par le refroidissement on obtient des cristaux de muriate de soude (sel de cuisine.)

Deuxième exemple. Supposons aussi qu'un corps C soit un composé d'acétate calcaire, et qu'un corps D soit un composé de carbonate de potasse;

en mêlant ces corps, en liqueur, dans un matras ; à l'instant il y aura une décomposition et une nouvelle combinaison ; l'acide acétique du corps C quittera la chaux pour s'unir à la potasse du corps D , et formera un acétate de potasse (terre foliée de tartre). L'acide carbonique du corps D se combinera avec la chaux du corps C , et formera de carbonate de chaux qui se précipitera. Nous donnerons encore un troisième exemple pour rendre notre réflexion plus sensible. Supposons deux corps secs , dont l'un marqué E soit un composé de muriate d'ammoniaque , et l'autre un corps simple marqué F qui est la chaux vive ; que l'on broie ces deux substances en poudre dans un mortier de marbre, l'acide muriatique du corps E se désunira de sa base pour se combiner avec le corps F et formera de muriate calcaire, et l'ammoniaque se dissipera dans cette opération. Pour achever entièrement cette décomposition , il faut l'action du calorique. Que faut-il de plus convaincant pour prouver à tous les médecins qu'un acide qui a beaucoup d'affinité , pour une substance alkaline ou métallique, l'enlèvera à un autre acide pour former une combinaison inverse ? et ce qui confirme que notre observation est incontestable , c'est qu'elle est fondée sur des principes infaillibles.

A la vue de tant d'expériences si évidentes et si exactes , qui pourra douter qu'on ne parvienne à guérir radicalement le cancer, par le moyen des médicamens héroïques que nous prescrirons à la suite des expériences ? Les substances que nous désignerons, peuvent être regardées comme le spécifique du cancer ; nous les comparerons avec le mercure qui guérit généralement toutes les maladies vénériennes, etc. etc., quand il est administré avec beaucoup de prudence et à des doses convenables.

On ne dira pas de nous que nous sommes des plagiaires ou des compilateurs, n'ayant aucun auteur français ou étranger pour nous guider dans notre travail, et ne pouvant établir et fonder notre théorie que sur les résultats réels que nous avons obtenus de nos essais. On ne dira pas non plus que notre travail repose sur des observations empruntées, parce qu'il nous serait bien difficile de prendre des notes dans des ouvrages pour enrichir notre dissertation. Nous ne connaissons aucun auteur qui traite de la partie qui fait le sujet de notre mémoire. Nous nous en rapportons seulement à des expériences certaines, que nous accompagnons de profondes réflexions ; ainsi on ne dira pas que nos idées sont des hypothèses hasardées : nous les étayons sur des principes irréfragables, afin que notre ouvrage offre quelque chose de bon et d'intéressant à la société de médecine de la ville de Lyon.

Première expérience. Nous avons mis dans un petit matras 8 onces de chair amputée d'un cancer (1),

---

(1) A l'instant même où l'amputation a été faite, nous avons soumis cette chair baveuse à l'analyse.

nous l'avons coupée en petits morceaux : nous avons versé par-dessus 8 onces d'eau distillée à la cornue, nous avons bouché le vase, et laissé macérer pendant vingt-quatre heures. Au bout de ce temps nous avons décanté cette liqueur, nous l'avons aussi filtrée et pesé le filtre. Nous avons pris une once de cette eau, et nous y avons versé quelques gouttes d'acide oxalique pur en liqueur. Il n'y a point eu de changement ; le liquide a resté dans son état primitif. Nous avons mis 4 onces de la même liqueur dans un verre à expérience ; cette eau avait une odeur ammoniacale. Nous y avons mis quelques gouttes d'une solution de sulfate de fer pur. Nous avons agité ce mélange avec un tube. A l'instant l'eau est devenue un peu céleste, ce qui nous fait présumer que cette matière animale contient quelques atomes d'acide prussique. Nous avons fait chauffer les deux onces de liqueur qui nous restaient à examiner. Par l'action du calorique, l'alcali volatil s'est dégagé. Nous y avons versé d'autre solution de sulfate de fer ; nous avons obtenu le même résultat, ce qui nous fait penser que cette matière que nous soumettons à l'analyse ne contient point de cuivre. On aurait pu croire, si nous n'avions pas fait ce second essai, que la partie amputée contenait de cuivre, et que ce métal avait formé de l'eau céleste en se combinant avec l'ammoniaque. Pour nous convaincre de cette vérité, nous avons fait encore un troisième essai. Nous avons fait bouillir la matière animale avec de l'eau distillée ; nous l'avons analysée et nous n'y avons point trouvé de cuivre. Si cette matière en contenait, par la macération l'eau deviendrait bleue, tandis que l'eau devient à peine un peu céleste, ce qui nous fait présumer que l'acide prussique n'y existe qu'en très-petite quantité.

Nous avons versé le même jour et à la même heure, sur la partie amputée dont nous avons décanté la première macération, 4 onces d'eau pure, et autant d'alcohol à 38 degrés ; notre intention, en y ajoutant de l'alcohol, était d'empêcher qu'il y n'eût ni fermentation de putréfaction, ni changement de principes, et que ces divers caractères ne réagissent pas les uns sur les autres, pour éviter des résultats inverses. Nous avons bouché le vase ; nous avons laissé macérer le tout pendant quatre jours, ensuite nous avons tiré ce liquide par inclination ; nous l'avons filtré, nous avons pesé le filtre d'avance. Nous avons versé une solution de nitrate d'argent de coupelle, faite à l'eau distillée ; à l'instant il y a eu un précipité abondant ; ce réactif nous a décélé l'existence de l'acide muriatique. L'acide nitrique a dû se combiner à l'ammoniaque, puisque l'eau avait une odeur ammoniacale, et que la liqueur n'a plus eu la même saveur ni la même odeur. Cette matière contient de muriate d'ammoniaque et d'ammoniaque libre surchargé d'oxide d'azote, comme nous le dirons dans son temps. Nous avons séparé le précipité; nous l'avons lavé pour lui enlever l'excès d'acide, nous l'avons fait sécher soigneusement. Quand il a été sec nous l'avons pesé, il s'en est trouvé 27 grains. La liqueur de la première macération faite avec de l'eau, nous avons fini de l'analyser et nous avons obtenu encore 10 grains de précipité. Nous avons épuisé par l'eau et par l'alcohol la partie amputée et nous n'avons pu y découvrir d'autres substances; les liquides qui ont servi à épuiser la matière soumise à l'analyse, ont été examinés de nouveau, et nous n'y avons trouvé que quelques atomes des mêmes produits décrits plus haut. Nous avons réuni toutes les liqueurs qui ont servi à l'analyse, nous les avons fait bouillir dans des vases convenables, à une chaleur graduée, nous avons obtenu une gélatine; nous l'avons analysée, nous y avons trouvé les mêmes substances que dans les autres gélatines animales, mais dans des proportions différentes. Le résidu qui a resté dans le matras était une matière fibreuse, nous l'avons fait sécher; elle a pesé 2 onces 7 gros. Nous avons fait brûler cette matière dans un creuset, à l'air libre; nous avons obtenu 3 gros de cendres animales, nous les avons fait bouillir dans 8 onces d'eau distillée jusqu'à réduction de 5 onces de liquide. Nous avons filtré, nous avons fait sécher la matière terreuse qui a resté sur le filtre; nous avons fait évaporer la liqueur dans un vase de verre, jusqu'à diminution de 4 onces de liquide. L'once de liqueur qui a resté dans le vase, a été mise à cristalliser; nous avons obtenu 3 grains de petits cristaux. Nous avons goûté ce sel, il avait un goût alcalin urineux. Pour nous assurer si c'était un alcali, nous en avons fait fondre 2 grains dans une cuillerée d'eau ; nous avons mêlé cette solution avec un peu de sirop de violette, la liqueur est devenue verte à l'instant, ce qui fait penser que ce sel est de carbonate de soude. Nous avons fait évaporer le reste de la liqueur jusqu'à siccité, et nous avons obtenu 2 grains de même sel, puis nous y avons versé quelques gouttes d'acide acétique distillé ; dans le même moment il y a eu une effervescence sensible, ce qui prouve que c'est du carbonate de soude.

La matière terreuse qui pesait 3 gros a diminué de 20 grains ; elle n'a pesé après le lavage que 2 gros 40 grains. Nous l'avons fait calciner à un feu violent, sans qu'elle ait changé de couleur pendant une heure qu'elle a resté sur le feu. Quand la matière a été refroidie, elle a pesé le même poids. Nous l'avons traitée par les réactifs et par les acides minéraux. On a tenté plusieurs expériences, sans pouvoir trouver la nature de cette matière. Nous la regardons comme une terre particulière *sui generis*.

Deuxième expérience. Nous avons mis dans un matras 8 onces de même matière amputée. Nous l'avons coupée par morceaux ; nous y avons versé dessus 12 onces d'alcóhol rectifié, nous avons

bouché le vase , nous avons laissé macérer le tout
pendant quatre jours , ensuite nous avons filtré ,
nous avons mis cette liqueur dans une petite cornue tubulée ; nous l'avons placée sur un bain de
sable, nous y avons adapté une alonge et un ballon,
ensuite nous avons mis plusieurs flacons à trois
tubulures avec des tubes de sûreté ; nous avons
monté notre appareil convenable pour faire notre
expérience. Nous avons mis la cuve à mercure
avec une cloche et une vessie attachée au robinet
de la cloche. Nous avons luté le tout avec du
lut gras. Nous avons eu soin de mettre 6 onces
d'eau distillée dans le premier flacon ; l'appareil
monté, nous avons allumé le feu avec du charbon
de bois. Quand la cornue a commencé à chauffer,
il s'est dégagé un gaz qui déplaçait le mercure qui
était sous la cloche , la vessie se gonflait insensiblement. Quand la vessie n'a plus gonflé, nous
avons fermé le robinet de la cloche , nous avons
examiné ce fluide , nous l'avons mis en contact
avec l'oxigène ; quand les deux gaz se sont ren-
contrés il y a eu émission de calorique , les parois
de la cloche étaient humides.

Nous avons continué la même opération, les
parois de la cloche devenaient plus humides ; il
coulait un liquide sur la surface de mercure.
Après avoir fini notre essai , nous avons examiné
ce liquide , nous l'avons goûté , nous avons reconnu que c'était de l'eau ; soupçonnant qu'il res-
tait dans les espaces vides de la cloche quelque

fluide , nous avons attaché au robinet de la cloche une autre vessie , nous avons recommencé la même opération ; la vessie s'est grossie , nous avons cessé notre expérience. Nous avons fait un autre essai en faisant passer sous une cloche renversée sous du mercure de gaz oxigène avec le fluide qui était dans la vessie. Dans cette opération il y a eu une lumière éclatante avec émission de calorique , il s'est formé de l'acide nitrique pur, puisque les gouttes qui coulaient dans la cloche attaquaient le mercure ; nous avons de suite ouvert le robinet de la cloche pour donner issue aux vapeurs ni-treuses. Ces expériences prouvent évidemment que le fluide qui a passé dans la cloche de premier appareil que nous avons monté, est d'oxide d'azote. Nous avons continué à faire chauffer la cornue qui était sur le bain de sable , il a passé un autre fluide qui a été se saturer dans le flacon qui contenait l'eau distillée ; elle s'est un peu colorée. Nous avons débouché la tubulure de la cornue , et se sont échappées des vapeurs ammoniacales si pénétran-tes , qu'elles ont failli nous suffoquer. Nous avons remis le bouchon de cristal ; nous avons chauffé jusqu'à ce qu'il n'est plus passé de gaz dans l'eau ; nous avons cessé de continuer le feu ; nous avons démonté notre appareil ; nous avons mis l'eau qui était saturée d'ammoniaque dans un flacon ; cette eau était quatre fois plus pénétrante que l'alcali volatil le plus caustique. Nous avons versé quel-ques gouttes de sulfate de fer dans un peu d'eau

ammoniacale , elle est devenue un peu bleue.
Nous avons encore versé de même réactif, l'eau
n'est pas devenue pour cela plus colorée , ce qui
prouve que l'acide prussique ne s'y trouvait pas
en assez grande quantité pour saturer tout l'alcali
volatil qui se trouvait renfermé dans cette matière. Nous avons frotté la cuisse rasée d'un chien
avec le fluide ammoniacal qui a passé à la distillation ; dans deux minutes , la partie frottée a été
brûlée ; dans cinq minutes , la partie a été plus
cautérisée que si on avait appliqué la potasse la
plus caustique : c'est le fluide que nous appelle-
rons le vice cancéreux qui altère le corps humain.
Ce principe est contenu dans le sang des personnes
qui sont atteintes de cette cruelle maladie. Main-
tenant que nous sommes parvenus à trouver le
principe qui cause tant de ravage , et que nous
connaissons sa nature , il nous sera facile de
trouver des substances dans la chimie pour le neutraliser dans les vaisseaux sanguins. Ce n'est que
par ce moyen que les médecins parviendront à
guérir le cancer.

Nous avons monté le même appareil pour achever notre expérience ; nous avons chauffé de nouveau , l'alkool a passé dans le ballon ; nous avons
distillé jusqu'à siccité ; les liqueurs ont été analysées avec beaucoup de soin. Nous avons obtenu
avec les mêmes réactifs les mêmes produits ; il est
nutile de parler des réactifs qui n'ont pas opéré ,
cela nous conduirait trop loin. Pour nous con-

vaincre de la seconde expérience, nous en avons
fait une troisième avec l'éther sulfurique le plus
rectifié. Les produits que nous avons retirés sur
la même quantité de matière amputée, ont été
les mêmes qu'avec l'alcohol. Nous n'entrerons
point dans le détail de ce troisième essai pour ne
pas répéter ce que nous avons déjà dit.

Quatrième expérience. Notre but en faisant ce
quatrième essai est de neutraliser le fluide ammoniacal surchargé d'oxide d'azote. Nous avons pris
4 onces de partie amputée, nous l'avons coupée
par morceaux, nous l'avons mêlée avec 8 onces
d'oxide de manganèse ; nous avons mis les deux
substances dans une cornue de verre, placée sur un
bain de sable ; nous y avons adapté une alonge et
un ballon. Nous avons monté l'appareil qui con-
venait le mieux pour cette opération ; nous avons
luté le tout selon les règles à prescrire à cet égard.
Nous avons chauffé le bain de sable ; quand l'action
du calorique a été assez forte, il a passé un fluide qui
coulait par stries dans le ballon, que nous présu-
mons être de l'eau. L'azote a été se dissoudre dans
un flacon qui contenait de l'eau, qui était à la
suite du ballon ; il s'est sublimé à la voûte de la
cornue une matière saline, que nous croyons être
le muriate d'ammoniaque dont nous avons déjà
dit que la matière amputée le contenait. Cette
substance animale ne contient pas une assez grande
quantité d'acide muriatique, pour saturer tout
l'ammoniaque qui se trouve dans la partie am-

putée. Nous avons examiné les fluides qui ont été se saturer dans l'eau du premier flacon, et nous avons reconnu à la saveur, à l'odeur et même par les réactifs que cette eau contenait d'acide nitrique pur. Nous avons détaché le sel qui s'était sublimé, nous l'avons pesé, et il s'est trouvé 18 grains. Nous en avons broyé une partie avec de la chaux vive, et il en est résulté un dégagement d'ammoniaque, ce qui prouve que ce sel est de muriate d'ammoniaque. Dans cette opération, une partie d'oxigène du manganèse se combine à l'hydrogène de l'ammoniaque, et forme de l'eau qui passe dans le ballon. Une autre partie d'oxigène s'unit à l'azote dans les proportions convenables, et forme de l'acide nitrique, que nous avons obtenu dans le flacon qui contenait de l'eau. Pour rendre notre essai plus plus évident, et pour ainsi dire palpable, nous avons fait d'autres expériences.

Cinquième expérience. Nous avons fait passer le gaz ammoniacal que nous avons obtenu de nos expériences sous une cloche renversée sous du mercure, nous y avons introduit du gaz acide muriatique oxigéné, qui a produit à l'instant une flamme blanche très-éclatante et une fumée épaisse qui obscurcissait la capacité du vase; il y avait émission de calorique comme dans les autres expériences. Cinq minutes après, les parois de la cloche étaient chargées de tries d'eau qui coulaient et qui allaient se rassembler sur la surface de mercure. Cette expérience, d'après laquelle l'oxigène

enlève l'hydrogène à l'ammoniaque pour former
de l'eau, est décrite dans tous les ouvrages de
chimie moderne. L'eau qui s'est formée d'après
cette expérience contient une petite quantité d'acide
muriatique ordinaire. L'azote occupe les espaces
vuides de la cloche. Si l'on veut retirer le gaz, on
adapte au robinet de ce dernier vase une vessie. Si
l'on met le gaz azote en contact avec le gaz oxigène, ces deux fluides élastiques s'unissent, et de
leur réunion se forme de l'acide nitrique. Ce qui
prouve que nos expériences conduiront à de résultats avantageux pour le traitement du cancer, pour
neutraliser le vice cancéreux qui donne naissance
à cette maladie.

Nous avons fait une sixième expérience avec
deux parties de muriate de potasse suroxigéné sur
une partie d'un sein amputé. Ces deux substances
mêlées ont été mises à la distillation dans une
cornue de verre, nous avons obtenu de l'eau
chargée de quelques atômes d'acide prussique ; le
gaz azote a passé dans la cloche qui était renversée,
sous le mercure. Il n'est pas nécessaire de tenter
d'autres expériences ; celles que nous avons faites
sont suffisantes pour prouver aux médecins que les
résultats des premières sont réels, et qu'on par-
viendra à guérir le cancer par le moyen des médicamens que nous proposons.

Nous allons donner le résumé de l'analyse de la
partie amputée du cancer. Cette matière contient
sur chaque livre les principes suivans.

Résumé de l'analyse d'un sein amputé.

	Onces.	Gros.	Grains.
Gélatine animale fétide, ...	5	4	»
Fluide ammonia^{cal} surchargé d'oxide d'azote, ...	2	4	»
Matière fibreuse, ... :	5	6	»
Muriate d'ammoniaque , ...	»	»	36
Acide prussique, ...	»	»	18
Perte , ...	3	1	»

16 onces.

Nous avons fait brûler les 5 onces 6 gros de matière fibreuse, nous avons retiré par la combustion 3 gros de cendres. Nous les avons analysées ; nous y avons trouvé :

	Gros.	Grains.
Terre particulière *sui generis*, . . .	2	40
Carbonate de soude, ...	»	10
Perte , ...	»	10

3 gros.

Nous avertissons les lecteurs que nous avons divisé les gros ou les drachmes dans les tables par soixante grains , comme font les Lyonnais. A Paris , et dans toutes les autres villes de la France , on divise le gros par soixante et douze grains. Nous nous exprimons de cette manière , parce que certaines personnes auraient peut-être cru que nous nous étions trompés dans notre calcul.

Il résulte , d'après nos expériences et nos calculs, que la partie amputée du cancer contient les principes que nous avons décrits dans le tableau.

Les médecins pourront mieux se baser sur le traitement du cancer, pour administrer des médicamens plus appropriés, qu'on n'a fait jusqu'ici pour détruire le principe vireux qui produit cette maladie.

Pour neutraliser le principe délétère qui est dans le sang, nous conseillons à tous les médecins de l'Europe, avant que le cancer soit tout à fait développé, de faire prendre aux personnes qui sont atteintes du cancer de l'eau oxigénée (1), un verre le matin à jeun ; une heure après, de lui faire prendre un grain de potasse associée avec un sixième de grain d'extrait gommeux d'opium, et d'administrer de nouveau les mêmes médicamens à la même dose, à trois heures après midi, et une semblable dose le soir en se couchant. Dans certains intervalles de la journée, on donnera au malade une demi-once de pâte de jujubes dissoute dans une tasse d'eau, ou on fera dissoudre cette pâte dans un verre de tisane appropriée. Nous conseillons aussi aux médecins, de faire prendre des bains entiers avec 3 onces de sulfure de potasse ; on continuera les mêmes bains pendant un mois. Ensuite on les suspendra pendant le même espace de temps ; au bout d'un autre mois on réitérera les bains sul-

---

(1) L'eau oxigénée neutralise tous les principes délétères de quelque nature qu'ils soient ; ainsi nous croyons que l'eau oxigénée est le médicament le plus efficace pour le traitement du cancer.

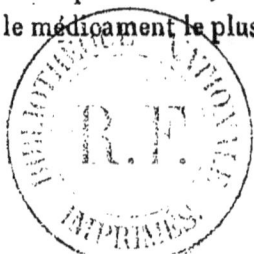

furés avec 3 onces de plus de foie de soufre. Tous les vingt jours on purgera les malades, si les médecins le jugent à propos. On continuera de faire prendre les médicamens prescrits jusqu'a ce que les malades en éprouvent du soulagement. Si les remèdes opèrent bien, on les administrera jusqu'à parfaite guérison.

Notre intention, en conseillant de faire prendre l'eau oxigénée, est de détruire le fluide ammoniacal surchargé d'oxide d'azote, parce que l'oxigène décompose ce fluide en s'emparant de l'hydrogène de l'ammoniaque, et forme de l'eau dans l'intérieur du corps humain. Nous indiquons de faire prendre la potasse, parce qu'il arrive quelquefois qu'il s'y forme quelques petites parties d'acide nitrique, et cet acide nitrique se porte sur cette potasse pour faire de nitrate de potasse, qui n'est pas nuisible à la santé.

On nous objectera que la potasse peut décomposer le muriate d'ammoniaque; mais nous répondrons aux personnes qui nous feront cette observation, que la potasse trouvant un acide pour s'unir, qui est l'acide nitrique, peut se former dans les vaisseaux sanguins et faire du sel de nitre; nous répondrons aussi que nous avons trouvé dans le sang que nous avons analysé, moins de muriate d'ammoniaque que dans la partie amputée; la tumeur contient une plus grande quantité de sel ammoniac que le sang. Ce sel doit se former par des principes que nous ne connaissons pas, et qu'il est impossible par conséquent de décrire. Quand il y aurait décomposition de muriate d'ammoniaque dans l'intérieur du corps humain, l'alcali volatil serait toujours absorbé dans l'instant par l'acide nitrique qui se forme dans les vaisseaux sanguins, et l'acide muriatique se porterait sur la soude contenue en surabondance dans le sang et formerait de muriate de soude. Le muriate d'ammoniaque contenu dans le sang des personnes atteintes de cancer est de si peu de conséquence, qu'on ne devrait pas dire que le sel y existe; cependant nous l'avons compris parmi les substances que nous y avons trouvées.

Nous pouvons assurer, d'après les exemples que nous avons donnés au commencement de notre mémoire, que les médicamens que nous proposons pour combattre le cancer, produiront de bons effets pour décomposer promptement le principe ammoniacal qui cautérise l'épiderme à l'instant ; nous avons prouvé que dans quelque état que les corps se trouvent, qu'ils soient liquides ou secs, ceux qui ont une plus forte attraction déplaceront les plus faibles pour se combiner avec leur base, et formeront un corps d'une nature différente ; si les substances sont composées, il arrive souvent qu'il y a une double décomposition et une double combinaison.

Il nous a été impossible d'étendre plus loin nos recherches, ni de donner plus de clarté à nos raisonnemens ; nous assurons cependant les médecins que nos expériences sont certaines. Nous reviendrons un jour sur cette matière, et nous relèverons les fautes qui pourront s'être glissées par inadvertance. Notre intention est de publier un jour un traité complet, pour que les médecins puissent mieux se guider dans le traitement du cancer.

Nous désirons que notre travail fixe l'attention de tous les gens de l'art, médecins, chirurgiens et chimistes les plus zélés, parce que notre analyse est loin d'être inexacte. On devrait, ce nous semble, abjurer les analyses animales qui sont décrites dans les auteurs, tant anciens que modernes, parce que ces analyses sont presque toutes incomplètes et très-défectueuses. Pour les affermir, nous les répéterons toutes, ce qui fera le sujet d'un traité de chimie animale.

Nota. Le cancer est une tumeur dure, inégale, livide, environnée de plusieurs vaisseaux gonflés et variqueux; à mesure que les humeurs deviennent plus acres par le cours de la nature, l'humidité ou l'eau contenue dans cet abcès se décompose, l'hydrogène se combine à l'azote qui se trouve dans la partie affectée, et forme de l'ammoniaque(1). L'azote ne trouvant pas assez d'hydro-

(1) Dans le sang il doit y avoir aussi décomposition d'eau. L'oxigène est absorbée par les principes constitutifs du sang; l'hydrogène attire une partie d'azote provenant de la décomposition de l'air dans le poumon, et forme d'alcali volatil.

gène pour se convertir en ammoniaque, reste mêlé
avec l'alcali volatil qui s'en charge, et cet ammoniaque ronge insensiblement la chair et la cautérise. Nous avons remarqué qu'au fur et à mesure
que le cancer se développe, la formation de l'ammoniaque augmente tous les jours dans cet amas
d'humeurs, et qu'il y a putréfaction ; et dans
toute putréfaction animale il y a formation d'ammoniaque, ce qui confirme que notre analyse est
exacte, et qu'elle est fondée sur les principes de
la saine chimie. Les médecins, les chirurgiens et
les chimistes les plus habiles ne pourront point
contrarier ni contester notre analyse sur le cancer,
parce que nos réflexions ne sont pas apocryphes et
qu'elles sont irréfragables, comme nous l'avons
déjà dit dans notre dissertation, et que nous avons
fait en sorte de ne pas commettre des inadver-
tances, pour ne pas nous exposer à la critique des
chimistes.

Les médecins et les chimistes qui ont d'autres
vues que celles que nous proposons, pourront-ils
nous prouver que dans toute putréfaction animale,
comme nous l'avons dit plus haut, il n'y ait
pas formation d'ammoniaque, et que cet ammoniaque ne soit pas le principe vireux qui donne

---

Cet alcali volatil est absorbé par les vaisseaux limphatiques
et distribué dans le torrent de la circulation, et cet ammoniaque distribué jusques dans les plus petits vaisseaux donne
lieu au développement du cancer.

naissance au cancer ? Nous soutiendrons coura-
geusement envers et contre tous, que nous regardons le fluide ammoniacal comme le principe
réel qui produit cette maladie. Ceux qui vou-
draient nous critiquer pour nous dire que ce n'est
point le principe qui engendre le cancer, nous leur
répondrons affirmativement et sans craindre d'être
démentis, que nous n'avons pas obtenu dans notre
analyse d'autre principe vireux que celui que nous
avons indiqué précédemment. Oui, nous leur répondrons victorieusement, parce que nous sommes sûrs de notre analyse, ainsi que des substances qui sont décrites dans le tableau des principes, lesquelles nous avons obtenues chacune
séparément et analysées de nouveau ; ce dont
pourront se convaincre les lecteurs qui liront avec
attention notre mémoire ; nous nous en tiendrons
à nos essais réels, jusqu'à ce que de nouvelles expériences, mieux fondées que les nôtres, répan-
dent plus de lumière sur cette partie intéressante
de la médecine. Si cependant d'autres chimistes
font des expériences sur le cancer pour répéter
notre analyse, et qu'étant plus heureux que nous
dans leurs entreprises, ils nous fassent connaître
les fautes qui se sont glissées dans notre mémoire,
ils nous feront plaisir de nous adresser leurs observations, afin que nous puissions rectifier nos
erreurs.

L'ammoniaque se forme aussi dans le sang,
comme nous l'avons déjà dit, puisque nous

l'avons trouvé dans ce fluide qui entretient notre
vie pour arrêter les progrès accélérés de la formation de cet ammoniaque dans le sang. Pour
que ce fluide n'achève pas de le corrompre ;
on administrera les médicamens que nous avons
indiqués pour absorber dans le sang le principe
primitif et délétère qui produit cette maladie. Ce
vice cancéreux qui s'est formé dans le sang est
attiré fortement par la prépondérance de la tumeur livide ou plombée qui se forme sur les parties
les plus sensibles des deux sexes ; c'est par cette
action que le cancer s'entretient , et que la chair
baveuse augmente tous les jours, en devenant plus
âcre ou plus corrosive (1).

On nous blâmera peut-être, de conseiller aux
médecins de faire prendre un tel remède pour
combattre le vice cancéreux , comme si nous
étions médecins nous-mêmes. Si nous prenons ici
cette liberté, c'est que le traitement que nous indiquons n'est point proposé par les auteurs , et
que les médecins doivent considérer que les médicamens que nous prescrivons sont pour détruire

---

(1) Nous ne croyons pas que le cancer soit une maladie
locale , comme le pensent plusieurs auteurs estimables , et
qu'elle ait un siége particulier. Nous combattrons leur sys-
tème dans un autre mémoire que nous publierons sur plusieurs analyses animales.

et neutraliser complètement le fluide ammoniacal, de peur que ce principe ne fasse des nouveaux progrès dans le sang, et afin d'arriver à une prompte et parfaite guérison du malade.

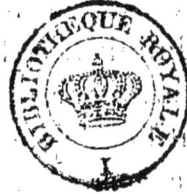

Cette brochure se trouve chez l'Auteur, maison des Bains, place St-Vincent, n.° 4 ; et chez LIONS, Libraire, place Louis-le-Grand, n.° 19.

De l'Imprimerie de J. B. KINDELEM, rue de l'Archevêché.

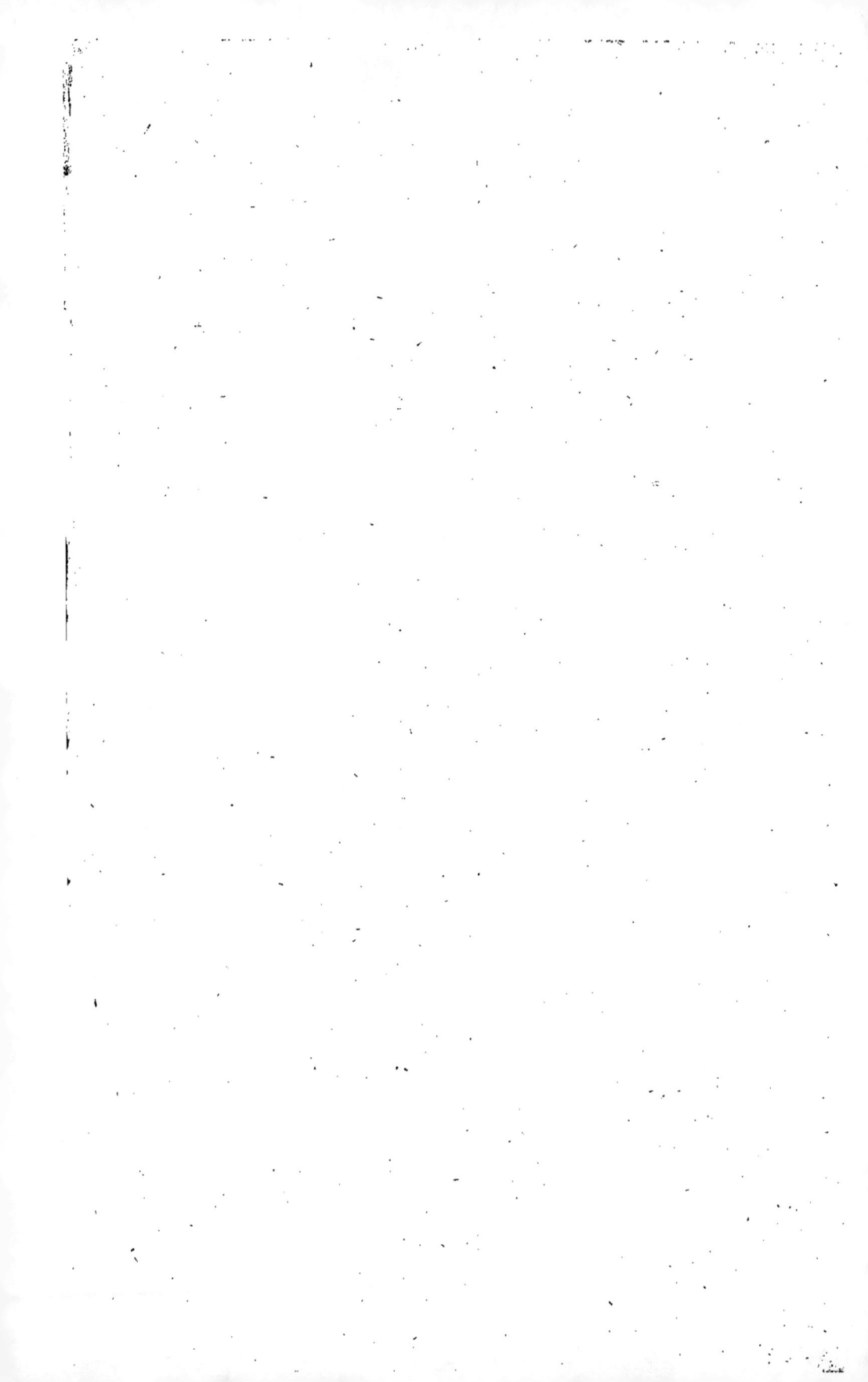

www.ingramcontent.com/pod-product-compliance
Lightning Source LLC
Chambersburg PA
CBHW060532200326
41520CB00017B/5212